INTRODUCTION

A

LA CHIRURGIE GASTRIQUE

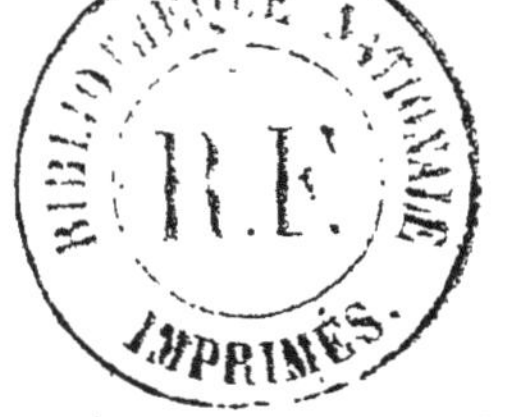

PAR

A. MONPROFIT (d'Angers)

PROFESSEUR DE CLINIQUE CHIRURGICALE A L'ÉCOLE DE MÉDECINE
CHIRURGIEN DE L HOTEL-DIEU
PRÉSIDENT DU XIXᵉ CONGRÈS FRANÇAIS DE CHIRURGIE

LE MANS

IMPRIMERIE MONNOYER

12, PLACE DES JACOBINS, 12

—

1908

TRAVAUX ANTÉRIEURS

Salpingites et ovarites (Prix Huguier, de l'Académie de Médecine).

Chirurgie des ovaires et des trompes (ouvrage couronné par l'Académie des Sciences) 1903. Un beau volume in-8 raisin, 453 pages, avec 260 figures. — Prix : 15 fr.

La Gastro-entérostomie. 1903. Un volume in-8 raisin, 376 pages, avec 300 figures. — Prix : 15 fr.

Chirurgie du Gros-Intestin. Nouvelle Méthode d'Anastomose, d'Exclusion et de Résection de l'Intestin, Implantation double et Drainage par l'intestin. (Prix Laborie, Académie de Médecine). Avec 57 figures dans le texte. — Prix : 5 fr.

Traitement chirurgical des Cirrhoses du Foie. Rapport sur la première Question mise à l'ordre du jour de l'Association française de Chirurgie (XVIIIe Congrès du 17 au 22 octobre 1904, à Paris). — Prix : 5 fr.

Traitement Chirurgical des Affections bénignes de l'estomac. Rapport présenté au 1er Congrès de la Société internationale de Chirurgie à Bruxelles 1905. Vol. in-8, 96 pages. — Prix : 5 fr.

Chirurgie de l'Estomac biloculaire. 1907, 1 vol. in-8, 84 pages. — Prix : 2 fr.

La Gastrectomie. Histoire et Méthodes opératoires. Paris, 1908, 1 vol. in-8, 200 pages, avec 50 figures. — Prix : 6 fr.

Périodiques.

L'Anjou médical (Revue mensuelle de Médecine et Chirurgie). Directeur : Pr Monprofit. Angers, Siraudeau.

Annales internationales de Chirurgie gastro-intestinale Directeur : Pr Monprofit. (Rédacteur en chef : Dr Marcel Baudouin, 21, Rue Linné, Paris).

Archives provinciales de Chirurgie (Rédacteur en chef : Dr M. Baudouin, 21, Rue Linné, Paris.

INTRODUCTION

A

LA CHIRURGIE GASTRIQUE

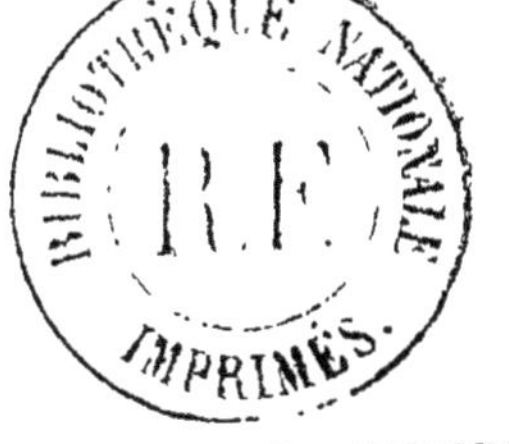

PAR

A. MONPROFIT (d'Angers)

PROFESSEUR DE CLINIQUE CHIRURGICALE A L'ÉCOLE DE MÉDECINE
CHIRURGIEN DE L HOTEL-DIEU
PRÉSIDENT DU XIX⁰ CONGRÈS FRANÇAIS DE CHIRURGIE

LE MANS

IMPRIMERIE MONNOYER

12, PLACE DES JACOBINS, 12

—

1908

INTRODUCTION.

J'ai eu l'occasion de faire récemment une conférence (1) sur la CHIRURGIE DE L'ESTOMAC DANS SON ENSEMBLE. Je ne crois pas qu'il puisse y avoir d'INTRODUCTION, ayant plus le caractère d'actualité, que ce bref résumé. — C'est pourquoi je n'hésite pas à le reproduire en tête de cet ouvrage sur la *Gastrectomie.*

I. — CANCER DE L'ESTOMAC.

Les indications des interventions chirurgicales dans le cancer de l'estomac, sont certainement moins sujettes à discussion que dans les affections non cancéreuses ; malgré cela, il y a certains points qui sont loin d'être hors de toute contestation, et, en plus d'une occasion, on peut hésiter sur la meilleure conduite à tenir.

En premier lieu, on peut se poser cette question : pouvons-nous opérer et guérir radicalement un malade atteint de cancer de l'estomac ?

On peut répondre par l'affirmative : cela n'est pas douteux ; il existe aujourd'hui un assez grand nombre d'observations incontestables permettant de dire : Oui, la cure radicale du cancer de l'es-

(1) Conférence faite à la Société de l'Internat des Hôpitaux de Paris le 22 novembre 1906.

tomac par l'opération est possible et doit être recherchée. Mais nous pouvons dire ici ce que nous ne cessons de répéter de tous les cancers : le succès sera-t-il obtenu par des opérations longues, étendues et graves ? — Non ! cent fois non !

Les succès futurs seront dus beaucoup moins aux perfectionnements de la médecine opératoire, dont l'importance est bien grande cependant, qu'aux progrès d'un diagnostic précoce, déterminant une intervention hâtive et aussi rapprochée que possible du début du mal. Là seulement est le germe des progrès de l'avenir !

Mais pour en arriver là, il ne faut pas attendre l'apparition des signes, autrefois caractérisés de *pathognomoniques !* — *Pathognomoniques !* Ils le sont, pardieu, bien trop ! *Tumeur, vomissements marc de café, teinte jaune paille, cachexie, phlegmatia !* Il n'est pas douteux que, lorsqu'ils apparaissent, le Diagnostic s'impose ! le Pronostic aussi ! Ce qui s'impose le moins alors, c'est l'Opération !

Il faudrait pouvoir rayer ces signes de mauvais présage de la symptomatologie du cancer de l'estomac, car ils annoncent surtout l'approche de la mort.....

Nous devons arriver à soupçonner, sinon à affirmer, la maladie par des signes plus ténus, moins grossiers, et d'un pronostic un peu moins fatal.

— **VII** —

Les modifications premières de la santé générale, du fonctionnement et des sécrétions de l'estomac, nous suffisent amplement pour découvrir, dès le début, les graves dégénérescences de l'organe; pas n'est besoin d'attendre l'apparition de la *tumeur,* ni les autres signes ! Que de fois, m'a-t-on dit, lorsque j'affirmais un cancer du pylore d'après les signes fonctionnels du début : *Mais on ne sent pas de tumeur ; et vous allez opérer !* Et, à l'intervention, la tumeur se trouve, hélas ! grosse comme une pomme ou plus, cachée sous le foie, déjà fixe, et souvent *inenlevable !* Attendre que la tumeur soit perceptible à la palpation, à l'examen clinique, c'est attendre, pour éteindre un incendie, que le feu paraisse enfin à travers la toiture, indiquant ainsi que la maison est bien perdue, sans ressources !

Il en est de même pour les vomissements hématiques, ou pour le mélœna, qui apportent un diagnostic bien confirmé, mais trop tardif.

Et c'est ainsi pour les dégénérescences malignes de tout le tractus gastro-intestinal.

En cherchant à faire un diagnostic si précoce, ne commettrons-nous pas des erreurs qui nous mèneront à faire des laparotomies à résultat purement explorateur ? Où serait en cela le grand mal ?

Lorsqu'il est question d'un cancer à enlever à temps pour en faire, s'il est possible, la cure radicale, l'importance de l'enjeu permet de risquer une exploration d'ailleurs sans gravité, si elle est faite, bien entendu, avec le soin voulu.

La *Résection* des tumeurs gastriques est donc à pratiquer, dès qu'on peut soupçonner leur existence : le succès définitif est à ce prix. — C'est d'ailleurs à cette période initiale que la Gastrectomie peut se faire avec le moins de risques sur un malade encore résistant ; pour des tumeurs limitées, la mortalité est presque nulle, et le pronostic immédiat et éloigné aussi favorable que possible. La gravité de l'intervention ne provient que de l'affaiblissement du sujet ou de l'extension trop prononcée de la tumeur.

CONTRE-INDICATIONS A L'INTERVENTION. — Nous devons tenir le plus grand compte des contre-indications qui ne permettent pas, dans certains cas, d'obtenir un bon résultat.

a) Locales. — Ces contre-indications tiennent à la disposition spéciale des tumeurs, trop étendues et trop adhérentes aux organes voisins (foie, pancréas, etc.).

Dans ces cas, je suis absolument opposé à toute tentative d'exérèse, qui ne peut amener qu'un mauvais résultat et discréditer la chirurgie gastrique.

b) Générales. — Les conditions générales du sujet sont aussi très importantes à étudier ; vous les connaissez : c'est un affaiblissement du malade tel qu'il est incapable de supporter une intervention quelconque. Il en est, voyez-vous, à qui nous ne pouvons faire,

Nulle peine, même légère !

On se trouve quelquefois en présence de malades qui ont des tumeurs parfaitement enlevables au point de vue opératoire, mais dont l'état général interdit toute ablation ; chez ces malades, il vaut mieux faire d'abord une gastro-entérostomie, et recourir, s'il y a lieu, à une gastrectomie, lorsqu'ils ont repris de la force par l'alimentation. Inversement, on peut rencontrer des tumeurs difficiles à enlever par des opérations laborieuses, qui, cependant, se termineront heureusement, parce que le malade est assez résistant.

Il faut donc, avec un soin très grand, étudier les conditions cliniques des malades, pour apprécier leur force de résistance, de façon à doser l'acte opératoire suivant le degré de vitalité qu'on leur suppose.

Opérations palliatives. — Chez un certain nombre de malades, soit que les conditions locales ne s'y prêtent pas, soit que la résistance générale s'y oppose, nous ne pouvons pas faire d'opération radicale d'exérèse.

C'est alors qu'intervient l'opération palliative par excellence : la *Gastro-entérostomie.*

Cette opération est acceptée d'une façon très générale par les chirurgiens ; mais, dans le corps médical, elle a rencontré, à son début, et elle trouve encore aujourd'hui, des adversaires qui lui font les trois principaux reproches que voici :

1° En premier lieu, cette opération entraînerait une mortalité considérable ;

2° En second lieu, lorsque le malade a traversé le terrible danger de la première mortalité opératoire, il ne retire de l'opération qu'un bénéfice aléatoire et de courte durée ;

3° Enfin, on donne au malade un espoir trompeur. Il est bientôt déçu par le retour des accidents ; et il retombe alors dans un désespoir d'autant plus cruel qu'il a, pendant quelque temps, espéré une guérison complète.

Voilà les trois objections opposées à la Gastro-entérostomie dans les cas de cancer de l'estomac.

Qu'en devons-nous penser ?

1° *La mortalité.* — Cette mortalité a été considérable : c'est certain. Lorsqu'on a commencé à pratiquer la Gastro-entérostomie, il y a bientôt 25 ans, la mortalité a été de 45 à 5o p. 1oo. Mais cette mortalité s'est considérablement abaissée ; progressivement, elle est descendue à 3o, à 20, à 15, à 1o p. 1oo. Je crois pouvoir dire qu'aujourd'hui, entre les mains de chirurgiens expérimentés, avec un bon procédé, elle n'est pas supérieure à 6 ou 8 p. 100. Et il faut penser qu'il ne s'agit que de malades désespérés, moribonds, jugés trop affaiblis pour pouvoir supporter une intervention plus importante ! Il en est qui nous arrivent dans un tel état d'affaiblissement et d'inanition que nous ne pouvons même pas songer à les chloroformiser pour les opérer ! Dans ces déplorables conditions, la mortalité s'est cependant abaissée, entre nos mains, aux chiffres que je vous ai indiqués.

Les malades, qui succombent après l'intervention, sont le plus souvent emportés par des complications pulmonaires, comme on en voit survenir chez les cachectiques. D'autres cessent de vomir et ne font aucune complication ; mais ils continuent à s'affaiblir peu à peu, et succombent au bout de quelques jours sans accident aigu d'aucune sorte ; la maladie continue chez eux sa marche fatale vers la terminaison mortelle ; nous sommes intervenus trop tard pour pouvoir interrompre son cours.

Ainsi donc, l'argument tiré de la *mortalité considérable* dans les gastro - entérostomies pour cancer, tombe d'une façon complète. Les statistiques des chirurgiens qui ont une pratique étendue de la gastro-entérostomie sont concordantes ; et nos chiffres ne font pas exception sur ceux qui sont obtenus dans toutes les cliniques où on s'occupe de ces maladies.

2º On dit en second lieu que le bénéfice obtenu par la gastro-entérostomie chez les cancéreux est *aléatoire*, et, lorsqu'il est réel, *très peu durable.*

Que cherchons-nous donc lorsque nous faisons une gastro - entérostomie chez un cancéreux atteint, par exemple, pour prendre un cas typique, de *cancer du pylore*, avec une vaste dilatation de l'estomac et des vomissements incessants ?

Nous cherchons à délivrer ce pauvre malheureux du supplice de ne pouvoir prendre d'aliments, sans les rejeter après quelques heures. Or, ce résultat nous l'obtenons d'une façon constante, si l'opération est faite comme elle doit l'être. Est-ce que le bénéfice de débarrasser un malheureux de cette souffrance terrible causée par des vomissements incessants est négligeable ?

Je ne le crois pas ; et les malades sont de mon avis.

C'est d'ailleurs tout ce que nous cherchons à obtenir par toutes les autres médications, par les lavages de l'estomac, par les médicaments dirigés contre les vomissements et par tous les moyens que nous nous ingénions à employer pour combattre ces symptômes excessivement pénibles.

Si on arrive à supprimer les vomissements, on donne à ces malheureux une satisfaction très grande ; et cela n'est pas négligeable.

Or, comme nous obtenons ce résultat d'une façon absolument constante et très rapidement, puisque la plupart des malades cessent de vomir,

le *jour même* ou *le lendemain*, on ne peut pas dire
que l'intervention a été inutile!

3° *L'amélioration est-elle durable?* — Ici se pose
la question de la survie après la Gastro-entérostomie. Cette survie est très variable.

Certains malades opérés dans de bonnes conditions succombent au bout de deux ou trois mois.
D'autres vivent deux ans, deux ans et demi, trois
ans !

La moyenne de cette survie a été appréciée par
différentes statistiques, — je dois dire que je n'y
attache pas grande importance — à 6, 7 ou 8 mois.
Mais ces statistiques sont très variables, selon que
l'on y fait entrer ou non les chiffres extrêmes.

Il suffit qu'il y ait une prolongation bien nette
de l'existence, et d'une existence devenue sup-
portable, pour que nous soyons autorisés à
intervenir.

Considérez la situation d'un malade à qui la
Gastro-entérostomie a permis de prendre des aliments et de les digérer. Ce malade ne peut-il pas
être regardé d'un œil d'envie par tous les autres
malades à qui nous faisons des opérations palliatives pour des affections cancéreuses ?

Ne peut-il pas narguer un malheureux *trachéo-*
tomisé pour *cancer du larynx* ? Peut-on lui com-
parer un opéré de *Gastrostomie* pour *cancer de*
l'œsophage ? Ne peut-il pas s'écarter avec dégoût

de celui qui porte un *anus contre nature* pour *cancer du rectum* ?

Sa situation est infiniment préférable à celle de tous ces malades.

N'hésitons donc jamais à faire cette opération, lorsqu'elle est indiquée !

La Gastro-entérostomie est la meilleure, la moins pénible, la plus bienfaisante des opérations palliatives que nous puissions faire dans les *cancers inopérables* !

En effet, cette opération laisse au malade une illusion complète sur son état ; elle supprime les phénomènes morbides dont il se plaignait, et elle lui rend la complète apparence de la parfaite santé.

Nous ne sommes même plus obligés de condamner ces malades au séjour au lit ; nous les faisons lever dès le lendemain de l'opération ; il suffit de placer par-dessus le pansement un bandage élastique bien ajusté.

Lorsque j'ai affaire à un malade âgé, cachectique, je tiens beaucoup à ce qu'il ne séjourne pas au lit ; et le lendemain je le fais lever pendant une demi-heure ou plus si c'est possible ; au bout de cinq ou six jours, le malade reste plus longtemps levé ; il reprend bientôt sa vie habituelle avec cette différence qu'il s'alimente sans vomir, que sa constipation a disparu, et qu'il sent ses forces revenir peu à peu.

C'est pourquoi je dis que ce bénéfice qu'on qualifie d'aléatoire et de trompeur, est bien réel; et c'est d'ailleurs le seul qu'on puisse obtenir en pareil cas. Lorsque nous pouvons faire mieux par la Gastrectomie, nous le faisons; mais, lorsque nous ne pouvons faire mieux, cette médication s'impose, comme lorsque nous faisons une injection de morphine à un malade dont les souffrances sont devenues intolérables !

C'est alors qu'on nous dit : Vous avez donné à ce malade toutes les apparences d'une guérison complète; vous lui avez donné aussi l'espoir d'une guérison prolongée; mais, au bout de six mois ou d'un an, la maladie va reprendre sa marche; et ce malheureux retombera dans un désespoir d'autant plus cruel que la guérison complète et définitive aura été entrevue et espérée!

Mais n'est-ce pas là, hélas ! l'inconvénient de toutes les médications que nous pouvons employer dans les maladies incurables? Est-ce une raison pour ne pas soulager les malades? Ne sommes-nous pas obligés par notre devoir de procurer, à ceux qui se confient à nos soins, tous les sursis, tous les adoucissements que l'art nous permet de leur obtenir ? Qui donc pourra le nier?

D'ailleurs nous n'avons pas seulement à envisager la maladie en elle-même; nous devons voir notre malade et les conditions sociales dans lesquelles il se trouve placé; or il existe une foule de situations de famille, de fortune, d'affaires, dans lesquelles il est très important d'obtenir une amélioration, fût-elle temporaire, une prolongation de la vie fût-elle de courte durée! La Gastro-entérostomie nous permet d'obtenir ce résultat; et j'ai souvent eu, pour ma part, à m'en féliciter.

Une autre raison doit encore nous pousser à pratiquer la Gastro-entérostomie même dans les cas en apparence les plus mauvais; *nous ne sommes pas toujours absolument certains d'avoir affaire à des cancéreux*.

Certains malades sont catalogués cancéreux, réputés incurables, condamnés à bref délai, et présentent tout le tableau clinique du cancer de l'estomac. Vous faites à ces malades une Gastro-entérostomie; et vous les revoyez bien portants trois ou quatre ans plus tard ! Il s'agissait non d'un cancer de l'estomac, mais d'un ulcère infecté, d'une tumeur inflammatoire! Ces cas là se rencontrent assez souvent, quand on opère beaucoup de gastriques. Et ce sont précisément des malades atteints de tumeurs inopérables, avec adhérences de tous côtés! La Gastro-entérostomie fait rapidement disparaître cette gangue inflammatoire des environs de l'ulcère; et le malade, recommençant à se nourrir et à bien digérer, est bientôt transformé !

Ainsi, non seulement c'est notre devoir d'opérer, mais je dis que nous n'avons pas le droit de refuser la Gastro-entérostomie à un malade chronique de l'estomac et paraissant atteint de cancer, parce qu'il lui reste encore une chance possible : *celle de n'être pas cancéreux* !

Si on le laisse vomir, qu'il soit cancéreux ou non, il succombera : on peut être étranglé avec une corde de soie comme avec un lacet de chanvre ! Que l'obstacle qui est autour du pylore soit cancéreux ou simplement inflammatoire ou cicatriciel, il empêche toujours les aliments de passer ; et en tout cas le résultat est le même.

La Gastro-entérostomie s'impose donc à nous d'une façon absolue dans ces cas ; et nous n'avons aucune raison de la rejeter, sous prétexte qu'elle ne pourrait produire que des résultats temporaires.

Mais toutes nos médications ne sont-elles pas dans ces conditions? Tous nos remèdes, tous nos traitements ne donnent bien souvent que des résultats passagers. Il suffit au médecin de savoir que d'une façon courante une amélioration se produit, pour qu'il ordonne à son malade le médicament qui doit le soulager, le consoler, sinon le guérir.

Cancers inopérables. — Il existe des cancers de l'estomac, pour lesquels la chirurgie ne peut absolument rien faire : ni comme traitement curatif, ni comme traitement palliatif.

Au point de vue local, il existe des tumeurs étendues, adhérentes, que nous ne pouvons pas

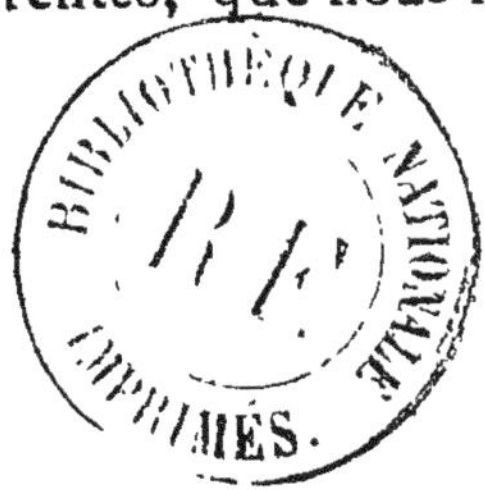

enlever et qui ne nous laissent pas un seul point pour y placer une anastomose.

Le *siège de la tumeur* peut aussi être tel que nous ne pouvons faire d'anastomose en amont ; je dois signaler cependant que, dans quelques cas, une anastomose même placée en aval de la tumeur a produit une amélioration ; mais c'est l'exception.

L'absence de vomissements dans ces cas contre-indique toute intervention. Nous n'avons qu'à laisser la maladie à son évolution naturelle.

Enfin il y a, au *point de vue général*, des malades qui se présentent à nous dans un état de faiblesse tel, que nous ne pouvons, pour eux, entreprendre aucune espèce d'intervention curative ou palliative, alors même que les conditions locales de la tumeur seraient favorables à l'une ou à l'autre. En les opérant, nous mettrions sur le compte de la chirurgie des décès qui sont attribuables à la marche naturelle de la maladie. Ne chargeons pas la Chirurgie de ce qui revient à la seule Pathologie !

En dehors de ces cas, lorsqu'il y a des douleurs, des vomissements, et qu'une affection maligne est soupçonnée, nous devons intervenir.

Les médications par sérum ou vaccin donneront-elles bientôt des résultats et feront-elles disparaître ce chapitre de la pathologie ? Espérons-le.

Mais pour l'instant nous sommes obligés de regarder la question au *point de vue présent*, au *point de vue pratique actuel*. Et nous devons en conséquence, préconiser — comme je le fais depuis longtemps, comme je l'ai déclaré récemment encore au XIXe Congrès français de Chirurgie, dans mon Discours d'ouverture — le *Diagnostic précoce* et l'*Opération hâtive*. — C'est ainsi que nous obtiendrons des succès durables.

Si les moyens médicaux arrivent à nous donner des résultats curatifs, il est bien probable que l'ablation des tumeurs nous sera quand même demandée, ne fût-ce que pour lever les rétrécissements cicatriciels qu'elles laisseraient derrière elles. La médication interviendra pour combattre et prévenir l'extension de la maladie et la production des récidives!

II. — Affections non cancéreuses de l'estomac.

Nous allons aborder maintenant le traitement des affections *non cancéreuses*, dites aussi *bénignes*, de l'estomac. Je vous ferai remarquer que ce qualificatif d'affection *bénigne* peut prêter à confusion.

Il y a des maladies non cancéreuses, qui peuvent être aussi graves qu'un cancer. Un ulcère qui saigne abondamment peut tuer aussi sûrement et plus rapidement qu'un squirrhe du pylore. Un tel ulcère n'est pas une maladie bénigne. Distinguons donc ces maladies en cancéreuses et non cancéreuses, sans préjuger de leur bénignité ou de leur malignité.

L'affection avec laquelle nous avons le plus souvent à lutter, c'est l'*Ulcère de l'estomac* à sa période aiguë, à sa période chronique, ou dans ses suites éloignées. Je suis convaincu que la plupart des troubles chroniques de l'estomac sont les résultats immédiats ou éloignés d'une ulcération, simple ou multiple.

Ici, comme dans les affections cancéreuses, nous avons été peut-être trop habitués à chercher chez nos malades le tableau clinique traditionnel : le tableau classique de l'ulcère de l'estomac avec ses douleurs spéciales, ses vomissements sanglants, et tout cet ensemble que nous décrivions avec tant de conviction lorsque nous traitions la question à l'Internat; nous n'étions nullement embarrassés pour faire le diagnostic du cancer, de l'ulcère de l'estomac, et des différentes formes de gastrite. Cela était pour nous d'une extrême simplicité. Avec quelle dextérité nous faisions, tous, ces diagnostics différentiels, avec les signes si typiques pour chaque variété de lésions !

Il faut nous faire de la symptomatologie de ces affections et de l'ulcère en particulier une idée un peu moins simpliste. Cela sans doute est bien connu des pathologistes spéciaux de l'estomac. Mais nous ne devons pas cependant cesser de le dire : Beaucoup de malades, que l'on ne soupçonnait pas d'avoir de la gastrite ulcéreuse, sont sous l'évolution d'un ou de plusieurs ulcères, qui ne donnent

ni grandes douleurs, ni vomissements caractéris-
tiques. Les malades ressentent cependant des douleurs, des troubles gastriques variés parfois difficiles à diagnostiquer, mais qui existent cependant
et qui sont sous la dépendance d'un ulcère, qu'on
a méconnu parce qu'on ne voit ni hématémèse ni
mélæna. Le premier grand symptôme est parfois une hémorragie, foudroyante et rapidement
mortelle.

Les affections mal définies de l'estomac sont le
plus souvent dues à des ulcères, à leur période
d'état ou à leur période de cicatrisation.

Que pouvons-nous au point de vue thérapeutique contre l'ulcère de l'estomac ?

Pouvons-nous par le traitement médical en
arrêter la marche d'une façon certaine ? Non ; nous
pouvons améliorer un malade, lui procurer une
guérison apparente ; mais nous ne pouvons pas
affirmer d'une façon certaine la cicatrisation de
l'ulcère et l'absence de retour des accidents.

Si, d'autre part, nous intervenons chirurgica-
lement, nous pouvons dire que nous avons amélioré la marche de la maladie, fait disparaître
les accidents momentanément ; mais nous ne
sommes pas sûrs que ces accidents ne revien-
dront jamais.

J'ai vu, en particulier, des hématémèses se
reproduire un an ou deux ans après un abouche-
ment gastro-intestinal.

Nous devons donc dire, médecins ou chirurgiens, que nous ne tenons pas, en nos mains, soit au point de vue du traitement médical, soit au point de vue du traitement chirurgical, le sûr moyen d'arrêter la marche de l'ulcère gastrique. Est-ce donc une complète faillite de la thérapeutique médicale ou chirurgicale de cette maladie? En aucune façon.

Si nous ne pouvons rien, d'une façon absolue, sur l'ulcère, nous pouvons agir d'une façon extrêmement heureuse et favorable sur ses *complications*, et sur l'aggravation d'une maladie en somme fort dangereuse.

Nous allons voir ce que nous pouvons faire au point de vue *chirurgical*, car je laisserai de côté le *traitement médical*.

Il ne faudrait pas que, dans une Société comme celle-ci, on puisse nous faire le reproche d'être ou spécialement médecins ou exclusivement chirurgiens. Parmi nous, les uns ont dirigé leurs études particulièrement vers la médecine, les autres spécialement vers l'action chirurgicale; mais, tous, nous sommes passés par cette grande École de l'Internat des Hôpitaux de Paris, où nous avons puisé près du lit du malade assez de connaissances, d'ordre médical et d'ordre chirurgical, pour que nous puissions, les uns exercer la médecine en connaissant toutes les ressources qu'offre la chirurgie; les autres pratiquer la chirurgie, sans avoir oublié les grandes données de la clinique médicale !

Nous pouvons donc être ou des médecins parfaitement renseignés sur la thérapeutique chirurgicale, ou des chirurgiens connaissant les ressources de la médecine.

Je laisserai, par suite, de côté, le traitement médical, parce qu'il n'entre pas dans le cadre de ma conférence, qu'il m'entraînerait dans des développements trop longs et inutiles, et aussi parce que vous le connaissez tous mieux que moi.

Je me placerai dans les cas où le traitement médical n'a pas donné de résultats, lorsque nous nous trouvons en présence d'un ulcère qui présente des complications.

Complications. — La première de ces complications que nous devrons envisager est celle qui, pour nos anciens, caractérisait si bien l'ulcère de l'estomac.

L'hématémèse aiguë, foudroyante, qui, à mon sens, ne relève guère que du traitement médical : non qu'il ne soit possible d'ouvrir l'estomac, de trouver la source de l'hémorragie et de la tarir ; mais cette opération aura toujours une si grande gravité, qu'il vaut mieux, pour la plupart des auteurs, recourir au traitement médical, et s'efforcer de remonter les forces du malade, pour intervenir à une période plus favorable.

Mais si nous avons affaire à des *Hématémèses répétées,* la situation est toute différente ; et, dans ce cas, l'intervention n'est plus aussi grave et donne les meilleurs résultats.

Autant je suis réservé pour les hématémèses aiguës et graves, autant je suis affirmatif pour celles qui reviennent sans cesse et qui sont moins abondantes. La gastro-entérostomie donne alors une guérison rapide et durable.

Un autre accident fréquent de l'ulcère est l'*intolérance gastrique*. Le malade saigne peu ; mais il ne peut tolérer aucun aliment ; quand le traitement diététique n'a pas donné de résultats, la gastro-entérostomie supprime ces accidents d'une façon très rapide.

Lorsqu'il y a des *douleurs persistantes,* avec irradiations dorsales ou péri-gastriques, l'indication est la même ; tous ces malades peuvent bénéficier avec une très grande rapidité de l'intervention, et je ne vois même pas l'utilité de les soumettre à des diètes répétées et prolongées que l'on est obligé d'interrompre et de reprendre, alors qu'avec une gastro-entérostomie, on les mettra en état de se nourrir et de ne plus souffrir.

Je ne veux pas dire qu'avec le régime lacté absolu ou mixte ou d'autres régimes, on ne peut pas obtenir d'améliorations ; mais tout le monde sait que ces améliorations sont passagères et que les accidents reparaissent, dès que le sujet reprend une alimentation suivie ou commet quelque infraction à son régime.

Avec la gastro-entérostomie, on peut alimenter les malades et les délivrer de leurs douleurs.

J'arrive à un accident plus grave : la *perforation de l'estomac* par suite d'ulcère. La perforation aiguë, bien qu'elle soit très grave, impose absolument l'intervention, comme dans le cas de perforation de l'intestin.

Lorsque nous sommes en présence de perforations que nous pouvons saisir dès le début, nous pouvons obtenir de très bons résultats. En dehors de l'intervention, il y a peu d'espoir de guérison.

Dans la *perforation lente*, avec des abcès, des collections qui se forment d'une façon latente, le pronostic est encore plus favorable.

Dans d'autres cas, nous trouvons autour d'un ulcère des *tumeurs inflammatoires*, causées par une infection s'irradiant dans le fond de l'ulcère et dans les *tissus péri-ulcéreux* à une distance plus ou moins étendue, envahissant la paroi gastrique, le péritoine avoisinant, les épiploons, et allant adhérer parfois aux viscères voisins et même aux parois de la cavité abdominale.

Ici la conduite à tenir est parfois un peu délicate, parce qu'on se trouve en présence d'un malade présentant des symptômes de gastrite ulcéreuse et, en outre, une tumeur.

Le diagnostic doit porter sur le point suivant:
s'agit-il d'une tumeur néoplasique ou d'une
tumeur d'origine ulcéreuse ?

Dans ce cas, on doit être interventionniste
autant qu'il est possible, parce qu'il est moins
grave d'enlever inutilement une *tumeur inflammatoire* due à un ulcère infecté, que de laisser en
place une tumeur cancéreuse en pleine évolution.

Si on a de bonnes raisons de penser qu'on n'a
pas autre chose entre les mains qu'un ulcère cal-
leux, mieux vaut faire simplement la gastro-
entérostomie et laisser la tumeur en place.

J'avoue que ces cas sont ceux qui nous donnent
le plus d'ennuis, pour la décision à prendre.
L'examen chimique du suc gastrique ne suffit
pas en effet à lever toutes nos incertitudes.

L'histoire du malade et son examen clinique
doivent être étudiés avec le plus grand soin, à ces
divers points de vue.

En ce qui concerne la *sténose pylorique* consé-
cutive à la cicatrisation de l'ulcère, il n'y a pas la
moindre hésitation : l'intervention est absolument
indiquée; ce sont les cas dans lesquels nous obtenons les meilleurs résultats, que nous fassions
l'ablation du pylore ou la gastro-entérostomie.

Il en est de même dans l'*estomac biloculaire*,
quelle que soit son origine, congénitale ou cica-
tricielle.

Nous pouvons, dans ces cas, soit intervenir sur

l'estomac lui-même par la résection, soit pratiquer l'anastomose sur les deux poches.

Dans tous les cas que nous venons de passer en revue, la discussion ne peut pas être bien longue, car l'avis est presque unanime.

Quelques malades soulèvent un peu plus de discussion ; et il y a, dans certains cas, une divergence de vues plus profonde entre médecins trop exclusivement médecins, et chirurgiens trop opérateurs peut-être ; nous avons un premier ordre de faits qui peuvent être rangés sous les dénominations suivantes : *gastroptose, dilatation gastrique dite essentielle, dyspepsie grave* sans ulcère manifeste ; malgré les réserves qu'on doit apporter ici, nous pouvons obtenir de bons résultats dans ceux de ces cas que n'auront amélioré ni l'hygiène, ni les médications, ni le régime, ni les cures thermales. Nous avons affaire à des estomacs dont l'évacuation est difficile, dont la force de contraction est diminuée ; et toute facilité apportée à leur évacuation joue ici un rôle favorable. Il en est de même de certaines *atonies gastriques*.

Que dirai-je maintenant des *troubles gastriques nerveux ?* Ces cas sont ceux que nous ne devons aborder qu'avec beaucoup de précautions et autant que possible nous devons éviter de les opérer.

Mais il existe des malades qui ont du *spasme pylorique,* et qui ne sont nerveux que parce qu'ils ont des troubles gastriques ; cette détermination est affaire clinique ; si nous trouvons chez un nerveux une lésion gastrique non douteuse, si nous avons des raisons de penser qu'elle est le point de départ des accidents nerveux, ou que tout au moins elle les aggrave, alors nous avons chance d'obtenir des améliorations en intervenant.

Mais combien les conditions contraires se rencontrent plus souvent ! Alors, ne compromettons pas la chirurgie dans des cas où elle ne peut pas rendre de services ; et résistons aux instances dont nous sommes souvent l'objet pour intervenir chez des malades qui sont pratiquement incurables.

Pour me résumer, je dirai qu'en laissant de côté les affections de la nature de celles que je viens de passer en revue, la pathologie nous fournit dans les affections non cancéreuses de l'estomac des indications générales. Ces indications sont, en quelque sorte, symptomatiques.

Les *vomissements*, la *stase gastrique*, les *douleurs* persistantes, l'*intolérance* gastrique avec ou sans *hyperchlorhydrie*, les *hémorrhagies* répétées, le *dépérissement progressif* avec phénomènes gastriques, les *tumeurs inflammatoires* péri-ulcéreuses : tous ces signes nous imposent d'une façon absolue une intervention chirurgicale, qui, le plus souvent, sera une *Gastro-entérostomie*.

On nous objecte parfois que, par le traitement

médical, on guérit beaucoup d'ulcères très graves.
Pour ceux-là, nous sommes absolument d'accord :
puisqu'ils guérissent, nous les laissons guéris ; et
nous n'avons pas à nous en occuper.

Nous n'avons en vue que ceux qu'un traitement
médical rationnel n'a pu guérir.

Parfois, on a pu reprocher à la gastro-entérostomie non seulement de n'avoir pas soulagé les
malades, mais encore d'avoir compliqué leur état,
en ajoutant, aux douleurs qui existaient primiti-
vement, aux vomissements sanguins ou alimen-
taires, des vomissements bilieux.

Ces reflux de bile dans l'estomac par l'anastomose étaient fréquents autrefois, ainsi que le
circulus viciosus, lorsqu'on employait exclusivement les procédés de *Gastro-entérostomie à acco-
lement latéral*, avec ou sans boutons, antérieur
ou postérieur.

J'ai fait autrefois un grand nombre de ces anas-
tomoses latérales ; j'ai obtenu de bons résultats ;
mais dans quelques cas mes opérés ont vomi de la
bile. Aussi les ai-je complètement laissés de côté,
pour recourir exclusivement au procédé en Y de
Roux (de Lausanne) modifié, lequel donne des
résultats à peu près toujours parfaits. Depuis lors,
je n'ai plus de régurgitations bilieuses. L'objec-
tion faite à la gastro-entérostomie ne porte donc
pas. Employez un bon procédé, exécutez-le cor-
rectement avec le soin nécessaire, et vous aurez un

bon résultat. Ces petits ennuis peuvent arriver au
meilleur opérateur, mais la chirurgie n'en est pas
atteinte ; plus on fait d'opérations, plus on acquiert
de dextérité ; on fait choix soi-même du meilleur
procédé, ou tout au moins de celui qui vous réus-
sit le mieux !

Que peut-on encore reprocher à l'anastomose
dans les affections non cancéreuses? La gravité !
On peut dire qu'elle est à peu près nulle. Lorsque
je vois un malade atteint de troubles chroniques
de l'estomac, soigné déjà sans résultat par un
médecin compétent, soumis aux régimes diété-
tiques, et qu'il est reconnu que ce traitement est
inefficace, je propose l'intervention.

En effet la mortalité s'est abaissée dans de telles
conditions qu'elle est pour ainsi dire insignifiante ;
à mon avis, elle doit se réduire encore à ne pas
être supérieure à 1 p. 100.

Mais nous n'opérons pas que des malades encore
résistants ; certains sujets, atteints d'ulcère saignant,
sont moins favorables à opérer qu'un squirrhe du
pylore.

On n'a pas l'habitude de penser que l'ulcère de
l'estomac est une maladie grave ; et cependant nous
voyons un grand nombre de ces malades, qui
n'ont pas été opérés, succomber à des hémor-
ragies, à des péritonites par perforation, à l'affaiblissement progressif ou à la cancérisation de
leur ulcère. Nous pouvons donc proposer hardi-

ment une intervention infiniment moins grave
que la maladie, qui présente moins de risques
mortels et au contraire nous offre des chances
extrêmement nombreuses et favorables du retour
à une santé parfaite; il faut conclure de là que la
collaboration étroite du médecin et du chirurgien
ira s'imposant à nous de plus en plus.

Il faut donc que le médecin s'instruise des
moyens chirurgicaux que nous avons à sa disposition, et, d'un autre côté, que le chirurgien ne
perde pas de vue les indications opératoires que
présentent les maladies réputées comme au-dessus
de nos ressources.

Nous avons là un vaste champ a explorer, car
il est incontestable que, malgré tant de progrès,
aussi bien au point de vue du diagnostic qu'au
point de vue du traitement, il y a encore un grand
nombre de malades qui souffrent de phénomènes
gastriques, à qui on fait des lavages d'estomac,
et qui ne peuvent se nourrir. Le nombre de ces
malades est beaucoup plus considérable qu'on ne
peut le croire.

Lorsqu'il s'agit de malades aisés, on peut encore
envisager la possibilité d'un traitement prolongé ;
mais dans les hôpitaux nous avons affaire à de
pauvres gens qui ne peuvent faire les frais d'un
traitement un peu long, ni suivre pendant des mois
ou des années un régime spécial. Si vous pres-
crivez à un journalier de se mettre au régime lacté,

il vous répondra qu'il ne peut suivre ce régime, et qu'il doit travailler pour nourrir sa famille.

Ainsi tel malade peut être soigné médicalement pendant de longs mois ; tel autre ne peut pas l'être parce qu'il manque totalement de ressources ; on est obligé alors de brusquer la situation et de recourir à une intervention que nous savons devoir être rapidement curatrice et qui remettra vite le malade sur pied, en état de suivre son régime ordinaire. Il suffira seulement de lui prescrire ensuite d'éviter les excès de boisson et de nourriture, qui sont d'ailleurs toujours bons à éviter même pour ceux qui ne sont pas des gastriques. Combien de malades aisés préfèreront être soignés comme des indigents et rapidement délivrés de leurs misères par une guérison complète !

Je suis convaincu que nous avons encore beaucoup à faire dans ce sens, parce que nombre de lésions gastriques sont curables par une intervention ; plus nous irons, plus nous nous en rendrons compte (1).

A. Monprofit.

(1) Dans cette rapide revue des indications opératoires dans les affections gastriques, j'ai de parti pris laissé de côté des interventions comme la gastrostomie, la jéjunostomie, etc., etc., qui trouveront leur place ailleurs.

Le Mans. — Imprimerie Monnoyer, 12, place des Jacobins. — 1908.